# Die

# Aehnlichkeits-Association.

---

Der hohen philosophischen Fakultät
Sektion I
der
**k. Ludwig-Maximilians-Universität zu München**
als

**Inaugural-Dissertation**

zur
Erlangung der Doktorwürde
eingereicht von

**Karl Deffner**

am
28. Januar 1898

**Leipzig.**
Verlag von Johann Ambrosius Barth.
1898.

*Sonder-Abdruck aus*
*„Zeitschrift für Psychologie und Physiologie der Sinnesorgane".*
*Bd. XVIII.*
*Verlag von Johann Ambrosius Barth in Leipzig.*

Seinem

**lieben philosophischen Lehrer und Freunde**

# Herrn Dr. phil. Anton Koch,

**k. Stadtpfarrer zu Augsburg,**

in aufrichtiger Dankbarkeit und Verehrung

**gewidmet**

vom Verfasser.

# Inhaltsangabe.

Seite

Einleitung.

I. Abschnitt. Allgemeines über die Association.

Der Associationsbegriff . . . . . . . . . . . . . . . . . . . . . 7
Die Associationstheorie der modernen Psychologen . . . . . . . . . 8

II. Abschnitt. Statuirung der Aehnlichkeits- und Erfahrungsassociation.

Unterschied beider . . . . . . . . . . . . . . . . . . . . . 12
Auseinandersetzung mit KÜLPE . . . . . . . . . . . . . . . . . 14
Die Aehnlichkeitsassociation als Voraussetzung der Erfahrungsassociation 20
HÖFFDING's Gesetz der Totalität . . . . . . . . . . . . . . . . 22

III. Abschnitt. Fundamente der Aehnlichkeit.

Das bewufste Aehnliche . . . . . . . . . . . . . . . . . . . . 24
Das unbewufste Aehnliche . . . . . . . . . . . . . . . . . . . 24
Vergleich zwischen Ton und Farbe 25. — Psychische Resonanz 27. — Klangfarbe 28. — Tonverwandtschaft, Tonbeziehungen und deren Uebertragbarkeit 29. — Verallgemeinerung der Uebertragung musikalischer Beziehungen 36.

Schlufs. Hinweis auf die Leistung der Aehnlichkeitsassociation . . 38

„Jeder selbständige Psychologe pflegt seine eigenen Associationsgesetze zu haben." Mit diesen Worten characterisirt KÜLPE[1] nicht ganz unrichtig den gegenwärtigen Stand der Associationspsychologie. KÜLPE selbst ist einer dieser „selbständigen Psychologen"; er leugnet in ganz eigenartiger Weise die Aehnlichkeitsassociation und sucht sie theils auf die Erfahrungsassociation zurückzuführen, theils anderweitig zu erklären. Ich habe mir die Aufgabe gestellt, nicht blos das Mifslingen dieses Versuches zu erweisen, also der Aehnlichkeitsassociation neben der Erfahrungsassociation ihr altes gutes Recht zu wahren, sondern zugleich auch den Begriff der ersteren zu erweitern. Hierbei stehe ich ganz auf dem Boden der von LIPPS vertretenen Anschauung, dessen psychologischen Vorlesungen ich auch die Anregung zu vorliegender Arbeit verdanke.

## I.

Bei der Vieldeutigkeit des Associationsbegriffes ist es nöthig vorauszuschicken, in welchem Sinne ich mit demselben operiren werde. Dieser Begriff läfst im Allgemeinen eine doppelte Auffassung zu.

Als Association kann bezeichnet werden die Weise, wie in unserem Bewufstsein die psychischen Inhalte sich folgen oder sich aneinanderfügen. So HUME, WUNDT u. A. Durch derartige Bezeichnungen wird jedoch nur die Aufsenseite der Association getroffen, d. h. nur der Thatbestand, wie er erfahrungsgemäfs vorliegt, gekennzeichnet.

---

[1] Grundrifs der Psychologie S. 192.

Die andere, tiefer greifende Definition, die den Associationsbegriff bei der Wurzel faſst, bezeichnet die Association als dasjenige, was bewirkt, daſs die psychische Bewegung von einem psychischen Vorgang zum andern sich wendet und somit die aus diesen Vorgängen resultirenden Bewuſstseinsinhalte in einem bestimmten Zusammenhang auftreten. Association ist also hiernach Ursache des simultanen oder successiven Daseins von Bewuſstseinsinhalten.

Ich schlieſse mich dieser letzteren Auffassung an und werde in ihrem Sinne meine Aufgabe zu lösen versuchen. Die Association ist zu betrachten als jene psychische Potenz oder Disposition, vermöge deren dann, wenn von zwei Bewuſstseinselementen das eine gegeben ist, eine Tendenz besteht, das andere zu ihm zu gesellen. Dieser einheitliche Doppelvorgang spielt sich gesetzmäſsig ab, weshalb man auch von Associationsgesetzen spricht. Das associirende Band, das die betreffenden Bewuſstseinsinhalte als miteinander verknüpft erscheinen läſst, kann freilich als solches nicht empirisch aufgezeigt werden. Will jedoch die Psychologie auf das Verständniſs des hier vorliegenden psychischen Vorgangs nicht verzichten, so muſs sie zur Annahme eines solchen ihre Zuflucht nehmen.

Alles psychische Geschehen spielt sich zunächst im Unbewuſsten[1] ab. Nur die Wirkungen dieses Geschehens finden sich, falls das Geschehen genügende „psychische Kraft" gewinnt, in der Region des Bewuſstseins. Wenn also Bewuſstseinsinhalte in unmittelbarer Folge auftreten, liegt diesem Thatbestand eine gleiche Folge an sich unbewuſster psychischer Vorgänge zu Grunde.

Diese Folge und damit auch die Folge der Bewuſstseinsinhalte kann eine doppelte Ursache haben; sie kann sich gründen entweder auf Erfahrung oder auf Aehnlichkeit. Es giebt also eine Erfahrungs- und eine Aehnlichkeitsassociation.

Das „alte, gute Recht" der Aehnlichkeitsassociation, wie ich es eingangs bezeichnete, schreibt sich schon von Aristoteles her, der in der kleinen Schrift „περὶ μνήμης etc." deutlich ausgesprochen hat, daſs bei der Erinnerung die Aehnlichkeit einen selbständigen reproductiven Factor neben anderen Factoren bildet.[2]

---

[1] „Der Begriff des Unbewuſsten in der Psychologie", Vortrag im Psychologencongreſs 1896 zu München von Lipps.

[1] Arist. de memoria II. Becker S. 451b 16ff. und S. 452b 4ff.

Doch keine Geschichte der Theorie der Aehnlichkeitsassociation will ich bieten und übergehe deshalb, was insbesondere Hume [1] und Herbart [2] hierüber zu sagen wufsten. Ich wende mich gleich zu den lebenden Psychologen. Unter diesen haben sich mit der Associationsfrage besonders Wundt, Höffding, Külpe und Lipps beschäftigt.

Wundt's [3] weitverzweigte Classification der Associationsarten geht, wie schon gesagt, von einem anderen Gesichtspunkte aus. Für meine Untersuchung ist sie darum belanglos.

Höffding führt uns drei Associationsgesetze vor. Die Vorstellungsverbindung findet hiernach statt a) mittels Aehnlichkeit, b) zwischen Theil und Totalität, c) mittels äufseren Zusammenhangs.

Bezüglich der Aehnlichkeit unterscheidet Höffding drei Grade. Der höchste ist die Deckungsgleichheit. Diese liegt offenbar vor bei dem Wiedererkennen, das wir als eine, sei es bewufste oder unbewufste, Ineinssetzung zweier psychischen Inhalte zu denken haben.

Der nächst geringere Grad der Aehnlichkeit ist die Qualitätsähnlichkeit. Es handelt sich hier beispielsweise um zweierlei Töne, zweierlei Farben, zweierlei Formen, die verschieden sind, aber doch Aehnlichkeit aufweisen. Offenbar ist der vorige Fall, die Deckungsgleichheit, nur ein Grenzfall dieser Aehnlichkeit. Diese schliefst ja alle ihre möglichen Grade ein. Es ist also die Heraussonderung der Deckungsgleichheit wissenschaftlich von keinem Belang.

Aus dem gleichen Grunde kann es auch für das Associationsproblem nicht viel bedeuten, wenn Höffding eine Aehnlichkeit dritten und letzten Grades constatirt, nämlich diejenige, die in der „Analogie" vorliege. Wir sehen dabei davon ab, dafs sich darüber streiten läfst, ob das Analogon wirklich diese Hintansetzung verdient.

Die andere Art der Vorstellungsverbindung, diejenige zwischen Theil und Totalität, die Höffding als selbständige Associationsart neben der Aehnlichkeits- und Erfahrungsassocia-

---

[1] Hume, Treatise on human nature Sect. IV.

[2] Herbart's Schriften zur Psychologie, herausgeg. v. G. Hartenstein, 1. Theil, S. 24, 69 u. 144.

[3] Grundrifs der Psychologie S. 262 ff.

tion figuriren läfst, kann unmöglich diesen ihr vindicirten Platz behaupten. Dafs überhaupt bei dieser Dreitheilung etwas nicht ganz in Ordnung ist, bleibt auch Höffding nicht verborgen, wie wir gleich nachher sehen werden.

Die dritte Art der Vorstellungsverbindung mittels äufseren Zusammenhanges (Berührung) deckt sich vollständig mit dem, was man auch als Erfahrungsassociation bezeichnet.

Gegen den Versuch, alle die verschiedenen Associationsgesetze auf ein einziges Gesetz zurückzuführen, tritt Höffding entschieden auf. Mit Recht spricht er sich insbesondere gegen das Fallenlassen der Aehnlichkeitsassociation aus. Wenn er aber sein zweites Associationsgesetz neben der Erfahrungsassociation mit der Begründung aufrecht erhält, dafs es sich bei der letzteren um einen Uebergang zu einer von der gegebenen durchaus verschiedenen Vorstellung handle, so übersieht er, dafs das auch beim Uebergang vom Theil zur Totalität der Fall ist, sofern es sich nicht etwa um eine Totalität handelt, deren Theile durch Aehnlichkeit verbunden sind. Umgekehrt ist jede Erfahrungsassociation eine Verknüpfung zu einem Ganzen. Höffding denkt freilich an Totalitäten besonderer Art, nämlich an Totalitäten, deren Theile objectiv zusammen gehören. Aber auch eine solche Totalität ergiebt sich für uns nicht von selbst, sie ist nicht durch die Wahrnehmung gegeben, sondern *wir machen* die Totalität, indem *wir* die Theile zu einem Ganzen zusammenfassen. Ohne unser Zuthun würden auch die Theile eines *organischen* Ganzen für unser Bewufstsein auseinander fallen, ebenso wie die Theile, die wir erst künstlich zu einem Ganzen vereinen. Der einzige Unterschied ist nur der, dafs wir das, was objectiv zusammengehört, leichter zusammenordnen als lediglich äufserlich Benachbartes; aber die Art der psychischen Arbeit ist in beiden Fällen ganz die gleiche: Einheitsbildung, d. i. Zusammenfassen dessen, was vorher *für uns* noch *nicht* zusammengehört.

Nachdem Höffding vermeintlich nachgewiesen, dafs sich die drei Associationsgesetze weder auf die Erfahrungsassociation, noch auch auf die Aehnlichkeitsassociation allein zurückführen lassen, will er das Gesetz des Uebergangs von dem Theile zur Totalität doch schliefslich als das Grundgesetz aller Association aufgefafst wissen, aus welchem sich die Aehnlichkeits- und Berührungsassociation als specielle Fälle ableiten lassen. Dieses Grundgesetz nennt er Totalitätsgesetz. Ob er damit etwas Wichtiges gewonnen hat, wird sich später zeigen. Dafs er mit diesem Hauptgesetz seine drei Arten der Vorstellungsverbindung preisgiebt, liegt aber auf der Hand, wenn er dies auch nicht ausdrücklich sagt.

Mit Külpe habe ich mich länger auseinanderzusetzen. Vorläufig beschränke ich mich auf seine allgemeinen Bemerkungen über die Association.

Külpe will die Aehnlichkeitsassociation beseitigen und durch eine andere Associationsart ersetzen. Zunächst sucht er zu zeigen, dafs auch ohne „Association" Reproduction möglich sei. Er führt drei Punkte ins Feld:

a) Die freisteigende Vorstellung. Ich frage aber, mit welchem Recht spricht man von frei steigenden Vorstellungen? Wir können höchstens behaupten, dafs wir den Anlafs des Aufsteigens einer Vorstellung nicht kennen; aber zu behaupten, dafs ein solcher Anlafs auch dann und wann fortbleiben könne, dazu fehlt jede wissenschaftliche Berechtigung. Die „frei steigende Vorstellung" ist ein ebenso unwissenschaftlicher Begriff wie der „Zufall".

b) Die Reproduction von Vorstellungen ohne „vorhergegangene" Association. Külpe meint, noch niemand habe beispielsweise den Reichthum der unterscheidbaren Helligkeitsgrade erschöpft und sie associativ gegenseitig verknüpft, und dennoch sei es möglich, dafs wir durch einen bestimmten Helligkeitsgrad an einen anderen Helligkeitsgrad erinnert werden, der mit dem ersteren in unserem ganzen Leben noch nicht associativ verknüpft war. Also, schliefst Külpe, giebt es Reproductionen, denen keine vorausgegangene Association zu Grunde liegt.

Hiermit hat Külpe zweifellos recht. Aber er operirt hier mit einem Associationsbegriff ganz eigener Art, mit einem Associationsbegriff, der eine Voraussetzung in sich schliefst, die zu machen kein Recht besteht. Diese Voraussetzung liegt in dem Worte „vorausgegangene" Association. Damit ist die Aehnlichkeitsassociation schon von vornherein geleugnet. Der Associationsbegriff erhält hier eine ganz specielle, engere Deutung, die wir von unserem Standpunkte aus ablehnen müssen. Külpe spricht von einer Reproduction, der eine Association vorausgegangen ist, während wir im Gegensatz dazu auch eine Association anerkennen, die von Hause aus gegeben ist, also keineswegs vorausgegangen, d. h. geworden oder geknüpft zu sein braucht, um wirken zu können, und das ist eben die Aehnlichkeitsassociation. Gerade bei der Erörterung dieses Mangels einer der Reproduction vorausgegangenen Association hätte KÜLPE, wie man meinen sollte, auf die Anerkennung der Aehnlichkeitsassociation nothwendig verfallen müssen, denn was in diesem Falle reproductiv zu leisten ist, das gerade leistet die Aehnlichkeitsassociation.

c) Alle Abstufungen der Stärke (Intensität) räumlicher und zeitlicher Bestimmungen eines Eindrucks ermöglichen eine Reproduction, obwohl sie nur zum Theil erfahren und associativ verknüpft sind. Es leuchtet ein, dafs hier der gleiche Fall vorliegt wie in Punkt b). Beide Fälle müssen sich durch Aehnlichkeitsassociation erklären lassen.

Und was schliefst KÜLPE aus diesen drei Erwägungen? Eine mittelbare Reproduction an Stelle der Reproduction durch Aehnlichkeit.

## II.

Im letzten Grunde bestehen nach unserer Meinung nur zwei Möglichkeiten einer Association; die erste basirt auf Aehnlichkeit, die andere auf Erfahrung. Wenn mich ein Gesicht, das ich sehe, an ein ähnliches Gesicht erinnert, so liegt hier eine Aehnlichkeitsassociation vor. Ich höre ein ander Mal den Klang einer mir bekannten menschlichen Stimme, deren Urheber mir auch von Angesicht bekannt ist, und ich werde durch diesen blofsen Klang an das Gesicht dieses Menschen erinnert. Das ist ein Beispiel einer Erfahrungsassociation. Klang der Stimme und Gesichtsbild associirten sich auf Grund ihres gleichzeitigen Sichaufdrängens, daher die Association der Erfahrung auch als Association der Gleichzeitigkeit bezeichnet wird: Die Erfahrungsinhalte sind, bezw. waren gleichzeitig für unser Bewufstsein gegeben. Hiermit ist eine Beziehung zwischen beiden geschaffen, die nun als Disposition weiter besteht, bis ihr ein Anlafs zu neuer Wirksamkeit gegeben wird, d. h. bis sich dem Bewufstsein

ein beliebiger von jenen beiden Bewufstseinsinhalten neuerdings vergegenwärtigt. Und diese Wirksamkeit giebt sich dadurch kund, dafs, wenn die sonstigen Bedingungen günstig sind, auch der andere Bewufstseinsinhalt sich einstellt. Dies läfst sich allgemein (als psychisches Gesetz) so ausdrücken: Bestimmte psychische Inhalte oder Vorgänge seien in einer und derselben Psyche gleichzeitig gegeben. Von diesem Momente an besteht zwischen ihnen eine an sich unbekannte Beziehung, sie sind durch diese Beziehung mit einander zu einem Ganzen verwoben oder zur Einheit verbunden. Dies zeigt sich in der Folge: Wenn später das eine Element dieser Einheit gegeben ist, das Einheitliche also reproducirt zu werden angefangen hat, so besteht eine Tendenz zum weiteren Vollzug der Reproduction desselben.

Bei der Aehnlichkeitsassociation dagegen besteht schon von Haus aus eine Beziehung zwischen den betreffenden sich associirenden Bewufstseinsinhalten. Es gehört zur Natur der Psyche die Tendenz, von Erregung zu gleichartiger Erregung fortzugehen. Es liegt in ihr ein Gesetz, das auf aufserpsychologischem Gebiete sein Analogon hat, ein Gesetz der Constanz oder der Trägheit (vis inertiae). Wenn ein Körper einen Stofs erfährt und dadurch in gewisser Richtung und in gewisser Schnelligkeit bewegt wird, dann hat er die Tendenz, in derselben Richtung und mit derselben Geschwindigkeit weiter zu gehen. Analoges gilt von den psychischen Vorgängen. Wenn die Psyche irgend eine Leistung vollbringt, eine Wahrnehmung, Vorstellung oder einen Gedanken, wenn sie also in diesem Sinne Trägerin einer Bewegung geworden ist, dann eignet auch dieser Bewegung die Tendenz, in gleicher Weise sich fortzusetzen. Mit jeder Art der psychischen Thätigkeit, mit jedem psychischen Vorgang ist verbunden die Tendenz des Fortgangs der Psyche zu gleichen Vorgängen, die Tendenz, in der gleichen Art der Bewegung zu verbleiben. Wenn ich z. B. ein Gesicht sehe, so ist in der Wahrnehmung desselben eine bestimmte Art der psychischen Thätigkeit, eine bestimmte Bewegung verwirklicht. Es besteht dann in der Psyche die Tendenz, von der Wahrnehmung dieses Gesichtes zur Wahrnehmung von ähnlichen Gesichtern überzugehen, falls nicht ein anderweitiges Interesse das Gesetz der Constanz durchbricht. In dieser Tendenz liegt die Thatsache der Aehnlichkeitsassociation enthalten.

Während also bei der Aehnlichkeitsassociation die Beziehung zwischen ähnlichen Bewufstseinsinhalten ursprünglich oder a priori besteht, demnach in der Art der psychischen Bethätigung selbst begründet liegt, also nicht geknüpft zu werden braucht, ist die Beziehung der psychischen Inhalte bei der Erfahrungsassociation eine gewordene, erst bei der Auffassung von Wahrnehmungsobjecten ins Leben getretene.

Die Erfahrung kann ganz heterogene Bewufstseinsinhalte verknüpfen. Auch hierin unterscheidet sich die Erfahrungsassociation von der Aehnlichkeitsassociation. Freilich werden in der Erfahrung auch ähnliche Bewufstseinsinhalte aneinander geknüpft; dann wird eben die Erfahrungsassociation durch die Aehnlichkeitsassociation, bezw. umgekehrt, unterstützt. Bei der Erfahrungsassociation ist es, wie gesagt, nöthig, dafs die Bewufstseinsinhalte zugleich oder in unmittelbarer Folge gegeben sind, damit sie zu einander in Beziehung treten und so ein einheitliches Ganze bilden können. Diese Beziehung ist eine psychische Wirklichkeit, ein besonderes, eigenartiges Erlebnifs neben den zwei anderen Erlebnissen, die in Beziehung treten. So oft wir zweierlei zugleich (*a* und *b*) erleben, erleben wir genau genommen immer dreierlei (auch $\widehat{a\,b}$). Dieses dritte Erlebnifs ist ein Einheitserlebnifs. Statt dessen kann ich auch sagen: Ich erlebe nicht zweierlei, sondern eigentlich Eines, nämlich das einheitliche $\widehat{a\,b}$. Aber dieses stellt sich mir zugleich als eine Zusammenfassung von zwei Momenten *a* und *b* dar. Von diesem einheitlichen Erlebnifs oder dieser einen psychischen Bewegung bleibt eine Gedächtnifsspur aufbewahrt, d. h. für die Psyche besteht eine Disposition, diese Bewegung, so bald der Anstofs dazu durch die später wieder einmal auftretende Empfindung *a* gegeben ist, als Ganzes ablaufen zu lassen, wie es ehemals ablief. Die Tendenz dieses Ablaufes schliefst ohne Weiteres die Tendenz des Auftretens der Vorstellung von *b*, bezw. — wenn *b* eine Empfindung war — die Erwartung der Empfindung *b* in sich.

So klar nun der hier vortragene Unterschied der beiden genannten Associationsarten ist, glauben doch manche Psychologen mit der Erfahrungsassociation auszukommen. Unter den deutschen Psychologen ist es, wie wir schon sahen, Külpe, der am entschiedensten die Aehnlichkeitsassociation abweist, indem er nur eine gewisse Art scheinbarer Aehnlichkeitsassociation zuläfst, die sich in Wirklichkeit in Erfahrungsassociation auflösen lassen soll. Ein *ac* erinnert an ein ihm ähnliches *ab* durch das gemeinsame *a*.[1] Es ist also meine nächste Aufgabe, Külpe gegenüber die Aehnlichkeitsassociation in ihrer Selbständigkeit aufrecht zu erhalten.

Zunächst ist damit, dafs sich manche scheinbare Fälle einer Aehnlichkeitsassociation auf Erfahrungsassociation zurückführen lassen, nicht erwiesen, dafs dies für alle Fälle einer Aehnlichkeitsassociation gilt. Beispiele sollen dies klar machen.

Ich sehe einen und denselben Menschen heute im Arbeitskittel und in der Mütze, morgen im Frack und Cylinder. Beide Bilder, so kann ich sagen, sind einander ähnlich, und das eine Bild, der Mann im Frack, erinnert mich an das andere, den Mann im Arbeitskittel; also liegt hier eine Aehnlichkeitsassociation vor.

Dagegen darf mit Recht geltend gemacht werden: Hier ist doch das Bild des Menschen dasselbe, nur ist es in dem einen Falle mit dem Arbeitskittel, in dem anderen mit dem Frack verknüpft. Wenn mich also der Mensch, der heute ausnahmsweise einmal einen Frack an hat, an den Menschen mit dem Kittel erinnert, dann ist der Vorgang folgender: Ich sehe jetzt den Menschen, ohne auf sein Kleid, den Frack, zu achten, und werde durch ihn erinnert an den Kittel, den er gestern trug. Mit dem Menschen hat sich gestern der Kittel verknüpft. Der Vorgang k a n n wenigstens diesen Verlauf genommen haben, und dann hat es mit der Erfahrungsassociation hier seine Richtigkeit; er kann aber auch in der Weise stattgefunden haben, dafs die Wirkung der Aehnlichkeitsassociation zu Recht besteht.

Nun aber einen anders gearteten Fall, in dem sich Külpe nicht auf die Erfahrungsassociation berufen kann, ohne mit der Erfahrung in Widerspruch zu gerathen. Aehnliche Farben erinnern an einander, besonders wenn sie etwas Eigenartiges an sich haben. Die Farbe der Rosenmuschel erinnert mich z. B. an die Farbe des Rosenquarzes, oder ein Majolikagefäfs kann so bemalt sein, dafs es mich an den Perlmutterglanz erinnert, obwohl ich denselben bisher nie an derlei Gefäfsen gesehen, sondern immer nur an der Perlmutterschale beobachtet habe. Die Farbe, die ich jetzt gerade vor mir habe, setzt sich auch nicht aus zwei

---

[1] Külpe, Grundrifs der Psychologie S. 195 f.

in concreto unterscheidbaren Elementen zusammen, wie dies oben bei dem befrackten Menschen der Fall war. Man kann also nicht sagen, das diesen beiden Farben (*ab* und *ac*) in abstracto gemeinsame Element (*a*), das ehemals durch Erfahrung mit einem andern Element verknüpft war, weckt in mir dieses andere Element, sondern hier liegt die Aehnlichkeitsassociation offen zu Tage. Die Farbe, die ich jetzt sehe, erinnert mich an die ähnliche Farbe. Hier giebt es kein Entrinnen. Dessenungeachtet leugnet KÜLPE, dafs ein derartiges Erinnern vorkomme.

Es wird also nöthig sein, vorerst KÜLPE's Aehnlichkeitsbegriff[1] einer näheren Prüfung zu unterziehen. Er unterscheidet dreierlei Aehnlichkeiten:

a) geringe Verschiedenheit, wie sie z. B. bei zwei unterscheidbaren Nuancen des Indigoblau im Spectrum besteht;

b) partielle Gleichheit, wie sie zwei Farbentöne von verschiedener Sättigung, Ausdehnung oder Dauer bei gleicher Qualität repräsentiren;

c) Gleichheit der Gattung, wie bei roth und grün, welche beide das Wort „Farbe" reproduciren.

Diese drei Bestimmungen können mannigfach verbunden auftreten, ja auch sich widersprechen; der Ausdruck „ähnlich" ist also sehr vieldeutig und deshalb, meint KÜLPE, kein passender Terminus für ein Gesetz. Scharfe Grenzen liefsen sich nur für die partielle Gleichheit ziehen, falls man nicht auch das partiell Ungleiche nach einem weiteren Gesichtspunkt für ähnlich erklärt. Und da man insbesondere auch jedes Contrastverhältnifs als Aehnlichkeitsverhältnifs betrachten könne, so sei schliefslich Alles einander ähnlich. Auch die raumzeitliche Berührung begründe am Ende eine Art der Aehnlichkeit.

Dagegen ist Folgendes geltend zu machen. Die Dehnbarkeit des Aehnlichkeitsbegriffes ist kein Grund dafür, diesen Begriff wissenschaftlich fallen zu lassen. Die Aehnlichkeit hat unendlich viele Grade. Daraus folgt nur, dafs auch die Aehnlichkeitsassociation — die für uns mit der Aehnlichkeit gleichbedeutend ist — unendlich viele Grade hat. Andererseits können psychische Inhalte einander ähnlich sein in vielerlei Hinsicht. Der Aehnlich-

[1] A. a. O. S. 194f.

keitsbegriff besitzt also einen großen Umfang. Unter anderem erstreckt er sich auch auf den Constrast. Der Begriff der Aehnlichkeit ist schließlich nicht blos ein weiter, sondern er muß noch wesentlich über das von KÜLPE anerkannte Maaß hinaus erweitert werden.

Zunächst muß ich der Stellungnahme KÜLPE's zum Contrast einige Beachtung schenken. KÜLPE ist sichtlich unzufrieden darüber, daß insbesondere das Contrastirende noch unter die Rubrik des Aehnlichen fallen soll.[1] Aber ist denn das gar so verwunderlich? Man braucht das Gebiet des Aehnlichen, um das Contrastirende darunter unterzubringen, durchaus nicht besonders auszudehnen. Nur das Aehnliche kann contrastiren; es kann z. B. nicht contrastiren sehr große Wärme mit einem sehr tiefen Ton, wohl aber große Hitze mit großer Kälte oder die hohe Tenorlage mit der tiefen Baßlage. Das Contrastirende muß also demselben Gebiet angehören, etwas Uebereinstimmendes haben. In den angeführten Beispielen ist die Temperatur. bezw. die Tonlage, das Uebereinstimmende. In vielen Fällen ist aber neben der Gleichheit des Gebietes auch noch die Außerordentlichkeit des Auftretens zweier Bewußtseinsinhalte das Gemeinsame. Außerordentliche Hitze und außerordentliche Kälte sind beides außerordentliche Naturerscheinungen. Das Verbindende ist hier die außerordentliche Inanspruchnahme psychischer Kraft. Die äußersten Extreme haben immer das Gemeinsame, extrem zu sein.

Die neuere Psychologie hat sich dieser Einsicht bezüglich des Contrastes nicht verschlossen und hat deswegen die sogenannte Contrastassociation der Aehnlichkeitsassociation untergeordnet.

KÜLPE meint ferner, von einem sicheren Nachweis der Wirksamkeit einer Association sei nur bei der Erfahrung, nicht aber bei der Aehnlichkeit die Rede. Dies behauptet er besonders von seiner ersten Art der Aehnlichkeit, der geringen Verschiedenheit. Wenig verschiedene (also qualitativ benachbarte) Töne, sagt er, erinnern an einander. Sie erinnern aber an einander nicht mehr, als es Töne von größerer Ver-

---

[1] A. a. O. S. 195: „Es leuchtet ein, daß unter diesen Verhältnissen Alles einander ähnlich sein, namentlich aber auch jedes Contrastverhältniß zugleich als ein Aehnlichkeitsverhältniß betrachtet werden kann."

schiedenheit thun („abgesehen von anderen Reproductionsmotiven"). Hiernach wäre es also völlig gleichgültig, ob die Verschiedenheit unmerklich klein oder sehr grofs wäre, die Erinnerung träte in gleicher Weise ein, und die Sicherheit der Reproduction hätte mit dem Grade der Aehnlichkeit nichts zu schaffen.

Dagegen ist einzuwenden, dafs die Aehnlichkeit, bei der wir keine Verschiedenheit mehr bemerken, also die Deckungsgleichheit, wie sie beim Wiedererkennen vorliegt, denn doch eine ganz andere reproductive Wirkung hervorruft als eine gröfsere, merkliche Verschiedenheit. Es kann also nicht so ohne Weiteres zugegeben werden, dafs der Grad der Aehnlichkeit für die Reproduction belanglos sei. Aber auch die Fälle, in denen man Külpe recht geben mufs, zeigen nicht, dafs sich die Wirkung der Aehnlichkeit nicht nach deren Grade bemifst. Wenn ein Gesetz der Aehnlichkeitsassociation besteht, so heifst das nicht, dafs dies Gesetz in jedem Falle rein zur Wirkung gelangt. Es könnte ja ein Gesetz oder es könnte Gesetze geben, die jenes Gesetz kreuzten. In der That giebt es ein solches Gesetz, nämlich das Gesetz des Vorstellungsabflusses oder der psychischen Abflufstendenz, für dessen genauere Bestimmung ich auf Lipps, „Grundthatsachen des Seelenlebens" S. 330 ff. verweise. Mit einem sachlich unzutreffenden, aber populären Ausdruck können wir es auch als Gesetz der psychischen Ermüdung bezeichnen. Wir ermüden für allzu gleichartige psychische Erlebnisse, so dafs sich die seelische Bewegung scheinbar leichter fremdartigen Erlebnissen zuwendet.

Im übrigen giebt es, wie schon gesagt, Aehnlichkeiten in verschiedenen Hinsichten. Zwei Vorstellungen können sich in einer Hinsicht einander sehr ähnlich, in anderer dafür einander sehr fremdartig sein. Dann kann die Wirkung jener Aehnlichkeit durch diese Fremdartigkeit durchkreuzt werden; es kann das scheinbar Aehnlichere eine geringere Associationswirkung üben. Ich will hier gleich bemerken, dafs qualitative Nachbarschaft von Tönen — die Nachbarschaft der Tonhöhen — zu den psychisch relativ wirkungslosen Aehnlichkeiten gehört.

Külpe hätte bei der Auswahl seiner Beispiele nicht gerade solche wählen sollen, die für seinen Zweck günstig liegen, es giebt auch andere, die ihm weniger günstig sind. Was also den Nachweis der Möglichkeit einer Wirkung der Aehnlichkeitsassociation betrifft, so kann man nicht sagen, dafs Külpe diesen auch nur versucht hätte. Um zu zeigen, dafs die Aehnlichkeitsassociation nicht wirkt und nicht besteht, hätte er vor Allem die verschiedenen Arten der Aehnlichkeit an Beispielen durchgehen müssen.

Was soll denn aber bei KÜLPE an die Stelle der Aehnlichkeitsassociation treten? Es bleibt nur die Erfahrungsassociation. Wie soll dies aber bei jenem Beispiel vom Majolikagefäfs, das an den Perlmutterglanz erinnert, möglich sein, da doch hier keine Erfahrungsassoziation vorliegt, denn den Perlmutterglanz habe ich immer nur an der Perlmuschel gesehen.

Oder versetzen wir uns in die Seele eines rheinischen Weinprobers. Ein solcher vermag Dutzende von Weingeschmäcken zu unterscheiden. Auf Grund des Geschmackes kann er angeben, wo der Wein gewachsen ist. Er wird durch den Geschmack erinnert an den ähnlichen Geschmack eines Weines, den er an diesem oder jenem Orte einmal vorgefunden hat. Wenn derselbe Weinprober 25 verschiedene Weinsorten zu prüfen hat und es kommen darunter zwei einander sehr ähnliche Sorten vor, so wird er gleichfalls vermöge der Aehnlichkeitassociation beide herausfinden. Dabei ist es nicht nöthig, dafs er den Namen der ersten Sorte kennt, so dafs dieser etwa die Vermittlerrolle übernähme, wie KÜLPE vielleicht einwenden könnte. Der Name kann ihm ja entfallen sein, wenn er ihn überhaupt gewufst hat. Die Reproduction ist dann hier als eine unvermittelte anzusehen.

Kehren wir wieder zu den Tönen zurück. KÜLPE sagt, dafs benachbarte Töne nicht ausgesprochen aneinander erinnern. Das ist richtig. Anders verhält es sich mit der Aehnlichkeit der Klangfarbe. Menschliche Stimmen z. B. sind unendlich verschieden im Tonfall. Ich höre etwa eine weinerliche Stimme und werde durch sie erinnert an einen ähnlichen Tonfall. Oder eine Melodie in tiefer Lage erinnert mich an dieselbe, aber in hoher Lage gehörte Melodie. Nehmen wir an, diese beiden Melodieen lägen so weit auseinander, dafs in ihnen kein gleicher Ton vorkommt. Dann kann man durch keinen Ton der einen Melodie an die andere erinnert werden, und doch findet eine Erinnerung statt.

KÜLPE belehrt uns, dafs diese Association vermittelt sei. Die Melodie, die ich jetzt höre, soll mit dem gleichen Gefühl verbunden sein, das ich ehemals gehabt habe, als ich die höher gelegene Melodie gehört habe. Dem Gefühle ist also hier eine vermittelnde Rolle zugedacht.[1]

Dagegen ist dreierlei einzuwenden:

1. Von einer Gleichheit der Gefühle ist hier keine Rede. Das Gefühl, das sich an die Melodie in höherer Lage knüpft, ist von dem mit der Melodie in der tieferen Lage verbundenen Gefühle relativ verschieden. Es ist ihm nicht gleich, sondern ähnlich. Dann liegt in diesem Falle immerhin eine Aehnlichkeitsassociation, nämlich zwischen Gefühlen, vor. Aehnlichkeitsassociation aber bleibt Aehnlichkeitsassociation. Das Gleiche gilt, wenn man etwa an die Stelle der Gefühle die Stimmungen setzen wollte. Gefühl und Stimmung nehme ich dabei nicht als identisch. Lust und Unlust z. B. nennen wir Gefühle. Stimmung dagegen ist der psychische Gesammtzustand; eine Melodie beispielsweise kann unseren jeweiligen Zustand in seinem Charakter derartig beeinflussen, daſs wir in eine gedrückte oder gehobene Stimmung versetzt werden. Gefühl ist ein eigenartiges Bewuſstseinserleben, Stimmung die Weise des psychischen Gesammtvorganges, die mitbestimmend ist für das Gefühl.
2. Dem Gefühl ist überhaupt die psychomotorische Kraft abzustreiten. In ihm haben wir einen passiven, unwirksamen Begleiter der in der Psyche wirkenden Factoren und Beziehungen zu einander. Die Gefühle haben ihren Grund in Empfindungen und Vorstellungen, sind aber nicht selbst wieder Grund von etwas, auch nicht von einer Associationswirkung.
3. Auch wenn uns mit der Substitution im Sinne Külpe's geholfen wäre, so daſs sich also die Aehnlichkeitsassociation in eine Erfahrungsassociation auflöste, so könnte von einer Beseitigung der Aehnlichkeitsassociation dennoch keine Rede sein. Vielmehr ist bei jeder Erfahrungsassociation, also auch bei der Substitution, eine Art von Aehnlichkeitsassociation vorausgesetzt. Lassen wir einmal in dem eben erwähnten Beispiel beide Gefühle sich völlig gleichen. So sind sie doch nicht numerisch identisch. Das jetzt bestehende Gefühl, das an die jetzt ge-

[1] A. a. O. S. 218f.

hörte Melodie sich heftet, ist nicht das Gefühl, das sich ehemals an die ehemals gehörte Melodie heftete. Soll also von dem jetzigen Gefühle aus durch Erfahrungsassociation eine reproducirende Wirkung auf die ehemalige Melodie geübt werden, so mufs diese Wirkung nothwendig durch das ehemalige Gefühl hindurch gehen. Dieses mufs wieder in Activität versetzt werden. Was das jetzige Gefühl hierzu befähigt, ist seine Uebereinstimmung mit dem ehemaligen Gefühle. Uebereinstimmung oder Gleichheit ist aber auch eine Aehnlichkeit, nämlich eine vollkommene. Es giebt also eine Aehnlichkeitsassociation im Sinne der Gleichheitsassociation so gewifs, als es eine Erfahrungsassociation giebt.

Das Gleiche gilt auch in den Fällen einer Erfahrungsassociation, die durch kein Gefühl vermittelt ist, d. h. der Erfahrungsassociation, wie sie thatsächlich vorliegt.

Die Stimme eines Menschen, die ich eben höre, erinnert mich an dessen Gestalt. Das ist ein (schon oben erwähnter) Fall der Erfahrungsassociation. Sage ich aber: Die Stimme, die ich jetzt höre, hat sich ehemals mit der Wahrnehmung der Gestalt verknüpft, so liegt hierin eine Ungenauigkeit. Ich will zunächst voraussetzen, die Stimme, die ich jetzt höre, sei genau dieselbe, die ich ehemals gehört habe, d. h. der Urheber derselben sei die gleiche Person, welche sie damals war, es seien dieselben Worte wie ehedem, diese seien in derselben Tonlage, mit demselben Accent, mit derselben Stimmmodulation, in demselben Tempo und mit derselben Lautheit gesprochen. Dann ist doch beides wiederum nicht numerisch identisch. Das ehemalige Erlebnifs habe ich vielleicht vor Wochen vollzogen, es ist dahin und kehrt nicht wieder. Jetzt vollziehe ich ein neues Erlebnifs. Ich sage zwar, ich höre ganz dieselben Worte, aber die Identität ist doch nur eine qualitative, eine Gleichheit. Nicht mit dem gegenwärtigen Wahrnehmungserlebnifs hat sich vor Wochen die Wahrnehmung der Gestalt verknüpfen können, sondern nur mit dem ehemaligen gleichzeitig mit ihr auftretenden Wahrnehmungsbild. Die Wahrnehmung der Worte nun, die ich jetzt erlebe, reproducirt die Gestalt, die ich ehemals wahrgenommen habe, zweifellos nur durch die ehemalige Wahrnehmung der Worte hindurch. Das ist aber nur möglich auf Grund der Gleichheit dessen, was ich jetzt höre, mit dem, was ich ehemals gehört habe. Also erst durch dieses Moment der Gleichheit hindurch vollzieht sich die Reproduction, von der man sagt, sie beruhe einzig und allein auf dem Gesetz der Erfahrungsassociation: Es giebt also zum mindesten eine Association der Gleichheit.

Nun haben wir aber die Gleichheit der beiden zu verschiedenen Zeiten gehörten Stimmen nur vorausgesetzt, ohne daſs sie jemals in allen Punkten gegeben sein könnte. Denn thatsächlich handelt es sich bei beiden Stimmen doch immer um etwas Verschiedenes. Der Klang, die Tonhöhe, die Lautheit, die Modulation der Stimme, so wie die Worte selbst, werden nie ganz gleich, sondern einander immer nur ähnlich sein. Nie ist ein psychischer Vorgang einem andern absolut gleich. Dennoch werde ich durch das jetzt Gehörte an das ehemals Gehörte und dadurch an die Gestalt erinnert. Damit ist die Aehnlichkeitsassociation nicht blos erwiesen, sondern es ist zugleich anerkannt, daſs ohne die Association der Aehnlichkeit eine Erfahrungsassociation gar nicht zur Wirksamkeit gelangen könnte.

Man sage nicht, daſs damit die Aehnlichkeitsassociation als selbstständige Association neben der Erfahrungsassociation preisgegeben ist. Es besteht ja zwischen der Wirkung der Aehnlichkeit einerseits in der Erfahrungsassociation und andererseits in der eigentlichen Aehnlichkeitsassociation ein unverkennbarer Unterschied. Bei der Erfahrungsassociation werde ich mir der Wirkung der Aehnlichkeit in der Regel nicht bewuſst; das Mittelglied, die ehemals gehörte Stimme, kommt mir selten zum Bewuſstsein. Allerdings kann dieses Mittelglied recht wohl in bewuſste psychische Mitwirkung treten; ich kann mir sagen, eine solche Stimme hast du schon einmal gehört, und dann erst gesellt sich die Gestalt hinzu. Es bleibt aber doch bestehen, daſs bei derjenigen Aehnlichkeitsassociation, welche von jeder Erfahrungsassociation vorausgesetzt wird, das Bewuſstsein der in jedem Falle stattfindenden Mitwirkung des Mittelgliedes ausfallen k a n n.

Noch erübrigt mir in diesem Zusammenhange des schon oben angedeuteten Versuches Höffding's zu gedenken, der die beiden Associationsgesetze wenigstens unter einen gemeinsamen Familiennamen bringen möchte, nämlich unter den höheren Begriff des Gesetzes der Totalität.

Bezüglich der Aehnlichkeitsassociation hätte man sich die

Ergänzung zur Totalität so zu denken. Zwei psychische Inhalte sind einander ähnlich, das heiſst, sie haben etwas Gemeinsames. Wir dürfen dabei jedoch nicht denken, die einander ähnlichen psychischen Inhalte seien je aus diesem Gemeinsamen und aus dem Nichtgemeinsamen (*ab*, *ac*) zusammengesetzt; dieses Gemeinsame können wir nur in unseren Gedanken durch Abstraction herausheben. Orange und Purpurfarbe sind einander ähnlich, sie haben etwas gemeinsam, das Roth, das in ihnen steckt. Im Orange liegt auſserdem noch das Gelb, wir können bei Orange also unterscheiden das Orange, sofern es roth und sofern es gelb ist. Ebenso unterscheiden wir bei Purpur roth und blau. Das Roth kehrt also in beiden in gewisser Weise wieder. Angenommen nun, Orange (*ab*) erinnert mich an Purpur (*ac*), dann kann man sagen: In dem Orange befindet sich das Element *a*, das ihm mit dem Purpur gemeinsam ist, und dieses Element sucht sich zur Totalität *ac* zu ergänzen, oder: indem das Orange (*ab*) gegeben ist, ist zugleich ein Element (*a*) und damit die Tendenz gegeben, das Ganze, nämlich das Purpur (*ac*) psychisch zu verwirklichen.

Noch einfacher verhält es sich bei der Erfahrungsassociation, die sich ohne Anstand unter dem Namen des Gesetzes der Totalität befassen läſst. Ich habe eine Gestalt gesehen und zugleich deren Stimme gehört. Beides ist zu einem einheitlichen Erlebniſs zusammengewachsen. Wenn ich nun diese Stimme wieder höre, so ist damit die Tendenz verbunden, die Vervollständigung des ehemaligen Erlebnisses herbeizuführen, und die Gestalt tritt wieder in mein Bewuſstsein.

Das Gesetz der Totalität läſst sich darnach so formuliren: Wenn in irgend einem psychischen Inhalte ein Element gegeben ist, das auch als Element in einem anderen psychischen Inhalt vorkommt, so sucht sich dieses Element zu dem anderen psychischen Inhalt zu vervollständigen oder zur Totalität dieses anderen psychischen Inhaltes zu werden; in Buchstaben ausgedrückt: das *a* des *ab* sucht sich mit dem *c* des *ac* zu *ac* zu ergänzen. Hiernach besteht allerdings eine gewisse Berechtigung, den gemeinsamen Namen für beide Associationen in Anwendung zu bringen, aber damit wird der Unterschied, der hier vorliegt, eben doch nicht aufgehoben. Wir hätten ja auch schon den gemeinsamen Namen der „Association", wenn uns damit gedient wäre. Was den Unterschied ein für allemal unaufhebbar macht, ist, dafs der Begriff des „Ganzen" in beiden Fällen einen verschiedenen Sinn hat. Bei der Erfahrungsassociation sind zwei an sich selbständige Vorgänge durch Erfahrung zu einem Ganzen zusammengewachsen. Davon ist bei dem Ganzen, das bei der Aehnlichkeitsassociation in Frage kommt, keine Rede. Oder wie ich schon oben betonte: Die Einheit, die durch die associative Verknüpfung zweier in der Erfahrung gegebenen psychischen Inhalte gegeben ist, ist erst geworden, dagegen die Einheit psychischer Inhalte bei der Aehnlichkeitsassociation ist eine ursprüngliche, mit dem Dasein gewisser psychischer Inhalte von selbst gegebene, somit ungewordene.

Soweit es sich also um den Ursprung beider Associationen handelt, stehen sie einander ebenso gegenüber wie die Begriffe „ursprünglich" und „erworben". Hinsichtlich ihrer Wirksamkeit jedoch, bezüglich der ihnen innewohnenden Tendenz besteht zwischen ihnen durchaus kein Unterschied. Hier wie dort besteht, falls das eine Element der Einheit gegeben ist, die Tendenz der Reproduction des anderen Elementes.

## III.

Die Aehnlichkeit unserer psychischen Erlebnisse ist von doppelter Art. Wir unterscheiden eine Aehnlichkeit zwischen Bewufstseinsinhalten, wie z. B. zwischen zwei Farben, zwei Tönen oder zwei Formen, und eine Aehnlichkeit zwischen den gewissen Bewufstseinsinhalten zu Grunde liegenden an sich unbewufsten Vorgängen Letzterer Art ist z. B. die Aehnlichkeit zwischen einem tiefen Ton und einer tiefen Farbe. Nur die erstere ist in den betreffenden Empfindungsinhalten als solchen begründet oder fundirt. Das Fundament der Aehnlichkeit ist das dem Aehnlichen Gemeinsame. Erlebt werden beide Arten der Aehnlichkeit, aber nur bei der ersteren wird das Fundament bewufst erlebt. Jedes Bewufstsein ist ein Erleben, aber nicht jedes Erleben ein Bewufstsein. Ich erlebe bei jeder Empfindung mehr als ich im Bewufstsein vorfinde, nämlich den Vorgang, der dem Empfindungsinhalt zu Grunde liegt. In einer Tonempfindung z. B. erlebe ich bewufst einen Ton von bestimmter Höhe, Intensität und Klangfarbe. Diese gehören dem Empfindungsinhalt an. Aber ich erlebe auch den Vorgang, durch welchen dieser in den drei Richtungen bestimmte Ton zu Stande kommt. Dieser Vorgang gehört nicht mehr zum bewufsten Empfindungsinhalt, und doch ist er eine psychische Thatsache, die gerade in der Frage der Aehnlichkeit und ihrer associativen Wirkung nicht minder in Frage kommt, als die Aehnlichkeit, die sich in den Empfindungsinhalten aufzeigen läſst. Und in diesen Vorgängen können Aehnlichkeiten begründet liegen, die in den zugehörigen Bewuſstseinsinhalten nicht vorkommen.

So sind z. B. die Bewuſstseinsinhalte Farbe und Ton völlig unvergleichlich. Wir finden in diesen beiden Bewuſstseinsinhalten als solchen nichts Gemeinsames. Trotzdem läſst sich ein Vergleich zwischen einem tiefen Ton und einer tiefen Farbe anstellen. Die Aehnlichkeit, die hier vorliegt, kann nur in der Aehnlichkeit der psychischen Vorgänge liegen, die den beiden Bewuſstseinsinhalten zu Grunde liegen. Sie giebt sich zu erkennen durch die eigenartige Weise, wie die Seele bei Gelegenheit der verschiedenen Inhalte des Bewuſstseins erregt wird, wie uns zu Muthe ist dann, wenn die verschiedenen Bewuſstseinsinhalte in uns da sind, kurz durch das begleitende Gefühl. Und sie giebt sich zu erkennen darin, daſs der tiefe Ton und die tiefe Farbe aneinander erinnern. Jene Gleichartigkeit der Gefühle und diese Reproduction müssen aber ihren Grund haben; und derselbe kann nur liegen in den Vorgängen, die den Empfindungsinhalten, tiefer Ton und tiefe Farbe genannt, zu Grunde liegen, in ihrer Weise in uns aufzutreten und abzulaufen. In diesen Vorgängen ist also ein Gemeinsames, eine Aehnlichkeit. Schlieſslich müssen wir zwischen tiefen Tönen und tiefen Farben, die doch verschiedenen Empfindungsgebieten angehören, sogar eine gröſsere Aehnlichkeit constatiren, als etwa zwischen zwei Tönen, obgleich diese einem und demselben Gebiet angehören. Es ist, wie wir bereits gesehen haben, sogar bezweifelt worden, ob eine Farbe uns erinnern könne an eine ihr benachbarte, das Roth z. B. an ein ähnliches Roth, das wir einmal irgendwo gesehen haben. Dagegen hat man nie bezweifelt, daſs gewisse Farben an gewisse Töne, Klänge, z. B. eine rothe Farbe an Trompetenklänge, eine blaue an den Waldhornklang erinnern.

Solche Aehnlichkeiten sind, wie bei den „tiefen" Farben und den „tiefen" Tönen, so auch sonst mehrfach sprachlich festgelegt. Ein weiteres Beispiel giebt die Intensität der Ton- bezw. Farbenempfindungen. Wir nennen einen gewissen Ton einen starken oder intensiven, ebenso eine gewisse Helligkeit der Farbe stark oder intensiv (auch schreiend). Welchen Grund hat man, den lauten Ton als den Ton von gröfserer Stärke zu bezeichnen, und ebenso die gröfsere Helligkeit der Farbe als gröfsere Stärke (des Lichtes) anzusprechen? Was hat der laute Ton mit der hellen Farbe zu thun, dafs man beides mit demselben Namen der Stärke bezeichnen darf? So weit sie als Empfindungsinhalte in Betracht kommen, haben sie nichts miteinander gemein; die Lautheit des Tones ist eine qualitative Bestimmtheit des Tones genau so gut wie Klangfarbe und Tonhöhe; und so ist die Helligkeit des Lichtes eine qualitative Bestimmtheit desselben genau so gut wie dessen Färbung und Sättigungsgrad. Die Gemeinsamkeit der Bezeichnung „Stärke" enthält des Räthsels Lösung. Woher stammen die Begriffe der Intensität, Kraft, Stärke? Sie haben einen und denselben Sinn und entstammen aus dem, was wir erleben, wenn wir psychisch thätig sind; wir erleben Willenskraft, Willensstärke, Anstrengung des Wollens. Nun übertragen wir dieses subjective Erlebnifs oder vielmehr den hieraus gewonnenen Begriff auf die Objecte, bezw. Bewufstseinsinhalte; wir nennen auch dasjenige stark, intensiv, was unserem Willen einen bestimmten Widerstand entgegensetzt, was auf uns mit gewisser Energie eindringt, uns psychisch besonders in Anspruch nimmt. Der laute Klang und das helle Licht haben das Gemeinsame, mit gewisser Energie auf mich einzudringen, meine Aufmerksamkeit in besonderem Maafse in Anspruch zu nehmen. Auch Münsterberg erklärt, dafs die gemeinschaftliche Bezeichnung „Stärke" auf einen und denselben Grund zurückzuführen sei, aber er meint, dieser eine Grund müsse sich als ein neuer und besonderer Empfindungsinhalt darstellen, und nennt denselben Muskelempfindung. Das trifft nicht zu. Das Gleichartige, was hier bewufst erlebt wird, ist die Weise, wie ich in Anspruch genommen werde, ist das Gefühl, dafs an mich eine besondere Zumuthung gestellt wird, dafs ich mir etwas gefallen lassen mufs, es ist mit einem Wort das Gefühl der Passivität einem besonders Activen gegenüber. Um uns aber diese Gleichartigkeit der hier erlebten Gefühle erklären zu können, werden wir auch hier mit der gleichartigen Weise der psychischen Erregungen, die den Bewufstseinsinhalten zu Grunde liegen, zu rechnen haben, wenn auch diese Bewufstseinsinhalte selbst total verschieden sind. Auch diese Aehnlichkeit zwischen den an sich unbewufsten psychischen Vorgängen oder ihrer „Rhythmik" wirkt nicht blos gelegentlich reproductiv, sondern ist ein vorzugsweise reproductiv Wirksames.

Wenn wir an die psychische Wirkung dieser Aehnlichkeit glauben, dann müssen wir damit allen Ernst machen. Sobald eine Empfindung im Bewufstsein entsteht, haben wir auch mit einem ihr zu Grunde liegenden psychischen Vorgang von bestimmtem Charakter oder bestimmter Ablaufsform zu rechnen. Dadurch werden anderweitige Vorstellungen und Vorstellungszusammenhänge rege, deren Charakter oder Ablaufsform ähnlich ist. Sie werden erweckt oder zum Anklingen gebracht bewufst oder unbewufst. Sobald ein Empfindungsvorgang, der eine bestimmte Weise der psychischen Erregung in sich schliefst, zu Stande kommt, besteht die Tendenz der Ausbreitung dieser Weise der Erregung auf die ganze Psyche. So hat jede Empfindung sozusagen ihre Resonanz, die sie in der Psyche und schliefslich in unserem ganzen psychophysischen Wesen findet, vergleichbar der Resonanz im Klavier.

In noch höherem Maafse gilt dies bei complicirteren Empfindungsinhalten, z. B. einer Melodie. Diese Betrachtungsweise ist so recht geeignet, uns von jener Gepflogenheit abzubringen, Empfindungen eben nur als Empfindungen und Complexe von solchen nur als Complexe zu betrachten, als wären sie nur diese und sonst weiter nichts. Wir werden uns jedesmal, wenn wir es bewufster Weise mit einer Empfindung oder einem Complex von Empfindungen zu thun haben, alles irgendwie Gleichartige in irgendwelchem Grade miterregt zu denken haben. Das ist aber nur möglich, wenn ein durch Aehnlichkeit vermitteltes Fortwirken der Erregung eines Gebietes der Seele zu anderen Gebieten stattfindet. Wie beim Anschlagen einer Saite nicht blos diese klingt, sondern auch allerlei Gegenstände der Umgebung zum Mitklingen bringt, genau so wird in der Seele niemals blos die angeschlagene Saite in Erregung versetzt, sondern allerlei andere Saiten klingen mit. Durch diese Resonanz wird zugleich die ursprüngliche psychische Erregung verstärkt, das psychische Gewicht der betreffenden Empfindung gesteigert, das begleitende Gefühl vertieft. Die Miterregungen im Grunde der Psyche ergeben kein eigenes Bewufstseinsresultat, die miterregten (potentiellen) Vorstellungen gelangen nicht selbstständig zum Bewufstsein, sondern fliefsen zusammen in eine einzige Stimmung, sie treten nur in dem sie begleitenden Gefühl in das Bewufstsein, das nun zu dem Gefühl, wie es die Wahrnehmung begleitet, hinzutritt und ihm einen besonderen Charakter verleiht.

Hierbei ist dies zu bedenken: Die Nebenvorstellungen — so nennen wir die zum Anklingen gebrachten potentiellen Vorstellungen — müssen, so sehr sie mit der Wahrnehmung, durch die sie erregt worden sind, in ihrem Grundcharakter übereinstimmen, unter sich verschieden gedacht werden, sie müssen sich demgemäfs wechselseitig hemmen, sich den Eintritt ins Bewufstsein erschweren, ja verbieten. Zugleich jedoch unterstützen sie vermöge jenes gemeinsamen Grundcharakters gemeinsam die Wahrnehmung, von der aus sie erregt worden sind. Diese Unterstützung macht die ästhetische Kraft der Melodie verständlich. Es löse sich in ihr etwa eine disharmonische Tonfolge durch geeignete Rückkehr zur Tonika in Harmonie. Nun giebt es in uns Spuren von Vorstellungen und Vorstellungszusammenhängen ehemaliger innerer Erlebnisse, die mit dem Charakter dieser Tonfolge etwas Wesentliches gemein haben, nämlich Disharmonie und Lösung in Harmonie. Was ich hier während des Anhörens der Tonfolge erlebe, habe ich schon oft in anderen Fällen erlebt. Ich befand mich schon öfter in einem wissenschaftlichen Zweifel, also in einer logischen Disharmonie, die sich endlich in Klarheit löste. Oft habe ich erlebt, dafs die Sonne durch düsteres Gewölk hindurchbrach. Oder ich war in Noth und Verlegenheit, aus der ich endlich errettet wurde. Oder ich sah Kampf und Streit zwischen Menschen und erlebte die endliche Lösung des Conflictes. Alle diese Erlebnisse stimmen in ihrem Grundcharakter überein mit dem, was ich bei jener obenerwähnten Folge von Tönen erlebe: Erst Hemmung, Spannung, Gegensatz, und dann Befreiung, Lösung, Ruhe. Von allen den genannten Erlebnissen blieb eine Gedächtnifsspur und diese werden nun durch die Melodie nach dem Gesetz der Aehnlichkeitsassociation erregt, aber die Erregung bleibt unbewufst.[1]

Um noch einmal zu den einzelnen Klängen zurückzukehren, so weise ich auch noch hin auf die Klangfarbe. Auch diese hat ihre Analogie in der Vorstellungswelt. Wir sprechen von einem vollen, reichen, runden oder weichen Klang und zwar mit gutem Grunde. Wenn wir etwas Weiches betasten und

---

[1] Vgl. Lipps, Grundthatsachen etc. S. 234 ff.

dann beim Anhören eines Tones ein Gefühl haben, als hätten wir es auch hier mit etwas Weichem zu thun, so drängt sich wieder, wie im bisherigen, die Annahme auf, dafs beiden Empfindungsinhalten ein gleichartiger Empfindungs vorgang zu Grunde liege und dafs die Gleichartigkeit der psychischen Vorgänge in jener Gleichartigkeit der Gefühle ihren Ausdruck finde. Das Gleiche gilt auch von anderen bildlichen Ausdrücken, die wir zur Bezeichnung von Klangfarben verwenden. Bei der Stimmgabel haben wir eine dünne, bei der Trompete eine scharfe, anspruchsvolle, bei der Flöte oder gedackten Orgelpfeife eine schmelzende Klangfarbe u. s. w.

Hierher gehören auch die Stimmungen, die Farbenempfindungen begleiten. Roth und blau unterscheiden sich für unser Gefühl nicht blos als roth und blau, sondern sie verhalten sich auch wie heftige Leidenschaft, starke Erregung zur Ruhe, Sanftmuth, Kühle, je nach der Nuance dieser Farben. Das Hellblau bezeichnen wir z. B. als sanft. Es leuchtet ein, dafs diese Bezeichnungen für die Farben keinen Sinn hätten, wenn mit der Farbe nicht noch etwas gegeben wäre, das diese Prädikate rechtfertigt, wenn nicht in der Farbe etwas läge, das leidenschaftlichen, sanften etc. Erregungen verwandt ist. Dies liegt aber wiederum nicht in den Empfindungsinhalten als solchen. Es kann also nur liegen in den zu Grunde liegenden Vorgängen. Der Maler unterscheidet warme und kalte, bezw. kühle Farben. Die warmen sind roth, orange, gelb; die kalten grün, blau, indigo, violett. Die Ausdrücke sollen zunächst andeuten, dafs uns ähnlich zu Muthe ist, wie wenn wir erwärmt werden oder Kühle empfinden. Aber diese ähnliche Art, wie uns zu Muthe ist, weist auf eine Aehnlichkeit in den Empfindungsvorgängen. Und eben diese Aehnlichkeit ist es, die die Erinnerung an Erwärmung oder Abkühlung weckt. Schon Goethe[1] sprach von Stimmungen, die sich an die einzelnen Farben heften. Diese Symbobik der Farben mag, was die Ausdrücke anlangt, im Laufe der Zeit gewechselt haben, der Sinn ist gewifs immer identisch geblieben.

Es wurde oben zugestanden, dafs die qualitative Nachbarschaft von Tönen geringe reproductive Kraft habe. Um so gröfsere Reproductionskraft besitzt die Tonverwandtschaft, die gleichfalls eine Art, obzwar eine besondere Art der Aehnlichkeit

---

[1] Goethe, Zur Farbenlehre, sinnlich sittliche Wirkung der Farbe.

darstellt. Leicht werden wir in der Vorstellung von Tönen zu solchen, die mit ihnen musikalisch verwandt sind, hingeleitet. Freilich ist die Tonverwandtschaft nicht von allen Psychologen anerkannt. Seit Jahrzehnten herrscht Streit um das Wesen der musikalischen Harmonie und Disharmonie. Ich kann auf denselben hier nicht weiter eingehen, und bemerke einfach, dafs ich mich hier der Lipps'schen Theorie [1] anschliefse. Ihr zufolge geht die Harmonie Hand in Hand mit der Einfachheit der Schwingungsverhältnisse und die Disharmonie mit der Complicirtheit derselben. Hier besteht ohne Zweifel ein Causalzusammenhang.

Als Beispiel diene das einfachste Schwingungsverhältnis 1 : 2, das bei der Octave besteht. Der Grundton habe in der Secunde 100 Schwingungen, dann hat dessen Octave deren 200. Zwischen diesen Schwingungsfolgen besteht eine Uebereinstimmung. Jedes Element jener Schwingungsfolge deckt sich hinsichtlich seiner Zeitdauer mit einer Einheit aus zwei Elementen dieser Schwingungsfolge. Nun dürfen wir unbedenklich voraussetzen, dafs ähnliche physikalische Bewegungen auch ähnliche physiologische Erregungen zur Folge haben, und dafs wiederum diesen ähnlichen physiologischen Erregungen ähnliche psychologische Erregungen entsprechen. Die Verwandtschaft der physiologischen Erregungen wird sozusagen in die Sprache der unbewufsten psychischen Erregungen übersetzt. Daher die Verwandtschaft der Töne.

Zur Begründung dieser Theorie läfst sich vor Allem geltend machen, dafs durch sie allein ein klares Verständnifs der Wirkung der musikalischen Harmonie und Disharmonie ermöglicht ist. Sie ist ferner gefordert durch die Thatsache der Verwechslung sehr harmonischer Töne, wie der Octaven und endlich durch die Thatsache der Verschmelzung der Theiltöne des Clavierklangs zu einer einheitlichen Empfindung. Wir wissen, dafs psychische Inhalte um so leichter verschmelzen, je ähnlicher sie sind.

Die Verwandtschaft der Töne ist eine Art der Aehnlichkeit. Indem solche verwandte Töne zusammentreffen oder sich folgen, treten sie vermöge der Verwandtschaft oder Aehnlichkeit in bestimmte Beziehungen. Sie verweben zu einer bestimmten Art der Einheit. Diese Beziehung nun oder die Art der Verwebung

---

[1] Lipps Psycholog. Studien S. 92—161. — Grundthatsachen etc. XI.

ist wiederum ein neues Fundament der Aehnlichkeit oder ein neuer möglicher Grund der Aehnlichkeitsassociation. Ein sehr complicirtes Beispiel dieser Aehnlichkeit ist diejenige, die besteht zwischen einer erst in höherer, dann in tieferer Lage gespielten Melodie. Das Presto der 6. Beethoven'schen Sonate in *F*, Op. 10, Nr. 2 beginnt mit einem Thema, das sich im Verlaufe des Tonstückes mehrmals in verschiedenen Tonarten bald in den Unter-, bald in den Oberstimmen wiederholt. Worin besteht hier die Aehnlichkeit? Man wird sagen, es ist ein und dasselbe Thema, das hier wiederkehrt, die Intervalle sind dieselben; das Wesentliche an einer Melodie ist nur die bestimmte Tonfolge, ganz unwesentlich dagegen ist die Tonhöhe, bezw. Tonart. Damit ist aber nichts erklärt. Hier beginnt für die Psychologie erst das Problem. Wie kommt es, dafs eine Melodie immer noch dieselbe bleibt, auch wenn die Tonhöhe wechselt? Wenn uns das selbstverständlich scheint, so ist damit nur bewiesen, dafs wir an diese Thatsache gewöhnt sind, nicht aber, warum das so sein mufs.

Das „Intervall" kann in doppelter Bedeutung genommen werden; einmal als Terminus für den Abstand zweier Töne, der nach seiner Gröfse bestimmt wird; zum andern als Bezeichnung für die musikalische Beziehung zweier Töne, für die Weise, wie die Töne zu einem einheitlichen psychischen Gesammterlebnifs sich verbinden. Dieser letztere Begriff des Intervalles ist der ästhetische. Ein Intervall in diesem Sinn ist kein Bewufstseinserlebnifs. Im Bewufstsein sind immer nur die zwei Töne, welche gewissermaafsen das Material zu einem Intervall liefern. Mit dem blofsen Gegebensein der beiden Töne ist aber noch keine musikalische Beziehung da. Diese verdankt ihr Dasein einer an sich unbewufsten und in dem begleitenden Gefühl dem Bewufstsein sich ankündigenden Wechselwirkung der beiden Empfindungsvorgänge. Ich kann das Intervall niemals hören. Hören kann ich immer nur den einen Ton und dann den anderen. Also kann ich auch nicht sagen, das Intervall sei meinem Bewufstsein gegeben. Ich habe wohl ein Bewufstsein von der zeitlichen Aufeinanderfolge der Töne, aber nicht von jener Beziehung oder Wechselwirkung.

Indem ich den Uebergang von einem Ton zum andern oder das Zusammen beider erlebe, habe ich ein Gefühl der Harmonie, bezw. Disharmonie. Dies Gefühl der Harmonie hat seinen

Grund in der Art, wie sich die Tonempfindungsvorgänge zu einander in mir verhalten; harmonische Töne, genauer die ihnen zu Grunde liegenden psychischen Vorgänge unterstützen sich, disharmonische stören sich. Diese Beziehung zweier Töne zu einander ist ein eigenes psychisches Erlebnifs. Es ist zugleich etwas relativ psychisch Selbständiges, ein relativ selbständiger, von den Tönen selbst relativ unabhängiger psychischer Vorgang. Wir können darauf speciell achten. Darin giebt sich diese relative Selbständigkeit zu erkennen. Neben diesen Beziehungen sind Höhe, Intensität und Klangfarbe der Töne relativ so bedeutungslos, dafs eine Aenderung derselben vielleicht nicht einmal bemerkt wird. Sie sind es auch nicht, die zunächst im Gedächtnifs haften; was in erster Linie gelingt, ist die Reproduction des Intervalles. Obwohl diese nur in Tönen, die nach Höhe, Intensität und Klangfarbe bestimmt sind, stattfinden kann, so ist sie doch von dieser Bestimmtheit unabhängig.

Jede Beziehung zweier Empfindungen, sofern sie nicht eine räumliche und zeitliche ist, hat man sich zu denken als Beziehung der ihnen zu Grunde liegenden Erregungen der Psyche. Diese Beziehung haftet einerseits an den Empfindungen, andererseits erscheint sie doch wieder als eine solche, die, von denselben unabhängig und souverän, jetzt an diesen, jetzt an jenen Empfindungen psychisch sich verwirklicht.

Lassen wir auf den zweiten Ton noch einen dritten folgen, so compliciren sich die Beziehungen. Wir haben dann vorerst drei Beziehungen, die resultiren aus dem Fortgang der Töne 2 zu 3, 1 zu 3, 1 + 2 zu 3, und weiterhin treten diese drei Beziehungen oder Erlebnisse wieder unter sich in Beziehung, so dafs wir also das einheitliche Erlebnifs einer Folge von drei Tönen schon als ziemlich complicirtes Netz von Beziehungen zu denken haben.

Tritt nun gar noch ein vierter und fünfter Ton hinzu u. s. f., bis wir eine einheitliche Melodie haben, dann wird die Complication der Beziehungen eine immer umfangreichere. Und doch wirken bei der Reproduction alle diese Beziehungen mit. Dies können wir auch sonst beobachten. Ein Kind habe bis 10 zählen gelernt. Es reproducirt dann die zehn Zahlen der Reihe nach sicher, wenn es mit 1 beginnen darf. Wenn es aber etwa mit 6 anfangen soll, kann es nicht fortfahren. Warum kommt es aber über 6 hinüber zu 7, wenn man es von vorn anfangen läſst? Weil hier schon von 1 ab die Beziehungen zu 7 functio niren und der Beziehung von 6 zu 7 bei der Reproduction Hülfe leisten. Die Hülfeleistung fällt in jenem ersteren Falle weg.

Dasselbe nun findet statt, wenn wir eine Melodie reproduciren sollen. Wenn wir aus irgend welchem Grunde „stecken bleiben", so helfen wir uns dadurch, daſs wir die Melodie wieder von vorne beginnen, und nun gelingt es, die Melodie zu Ende zu führen, weil bei der Wiederholung alle Beziehungen zur erneuten, ungehemmten Wirksamkeit gelangen können. Die Melodie stellt somit ein ganzes System einander unter- und übergeordneter musikalischer Beziehungen dar, und dieses ganze System ist es, das reproducirend wirkt.

Dieser Thatbestand gelangt zur Wirkung in zweierlei Weise. Entweder werde ich durch eine eben an mich herantretende Melodie an eine ehemals in anderer Lage gehörte, im Uebrigen aber gleiche Melodie erinnert, oder ich reproducire eine in einer bestimmten Lage gehörte Melodie frei in anderer Lage, vielleicht gegen meinen Willen. Beide Fälle laufen jedoch auf dasselbe hinaus: Auf das Gesetz der Aehnlichkeitsassociation, genauer der Association der Aehnlichkeit zwischen an sich unbewuſsten Beziehungen und Systemen oder Geweben von solchen. Darauf habe ich noch etwas näher einzugehen.

In der Melodie erscheinen, allgemein gesagt, abstracte Elemente von psychischen Inhalten als relativ selbstständig. Dieselbe Melodie wirkt relativ unabhängig von den einzelnen Tönen; nicht die Töne einer Melodie, sondern die Melodie selbst reproducirt die Melodie und damit erst die Tonelemente, welche aber ganz andere sein können als jene der reproducirenden Melodie. Die Melodie wird, wie es scheint, von den Tönen, an die sie gebunden war, losgelöst und in eine höhere Tonregion übertragen, sie wird sozusagen in einem anderen Material realisirt, es werden ihr andere Elemente eingefügt. Es ist zweifellos, es lassen sich abstracte Elemente, Beziehungen, Systeme oder Gewebe von Beziehungen, die gegeben waren zwischen bestimmten Elementen, übertragen auf andere Elemente. Das können wir auch bezeichnen als combinatorische Reproduction.[1] Die freie Uebertragung von Beziehungen, die reproductive Phantasie tritt uns im höchsten Maaſse im Künstler entgegen. Jeder Mensch er-

[1] Vgl. Lipps, Grundthatsachen etc. S. 108 ff.

freut sich in gröfserem oder geringerem Grade dieser combinatorischen Reproductionsgabe. Man verbindet damit gern den Begriff einer schöpferischen Thätigkeit. Hier besteht eine begriffliche Unklarheit. Ich reproducire die Melodie in höherer Lage, aber in dem Reproducirten liegt doch wieder etwas, was mir schon einmal gegeben war. Zugleich war mir doch die Melodie in höherer Lage noch nicht gegeben. Umgekehrt mufs, wenn ich die Melodie in höherer Lage reproduciren soll, dazu doch eine Disposition in mir sein. Es mufs also die Melodie in niedrigerer Tonhöhe eine Disposition erzeugen, die ohne Weiteres zugleich eine Disposition ist zu einer Melodie in irgend einer beliebigen anderen Tonhöhe.

Setzen wir an Stelle der Melodie eine einfache Beziehung, dann lautet unsere Schlufsfolgerung so: Ist eine Beziehung in uns entstanden als Beziehung zwischen irgend welchen Elementen, so ist damit eine Disposition für diese Beziehung allgemein geschaffen, oder es ist für mich dispositionell diese Beziehung eine Beziehung zwischen solchen anderen Elementen, in deren Natur es liegt, falls sie in der Weise wie jene ersten Elemente gegeben sind, in dieselbe Beziehung zu treten oder dieselbe Beziehung zwischen sich entstehen zu lassen. Es seien die beiden Elemente $a$ und $b$ gleichzeitig gegeben. Dann entsteht eine Beziehung, die wir $arb$ heifsen wollen. Dieselbe besteht jetzt psychisch für mich und dauert in mir als Disposition nach. Nun sage ich, das $r$ ist in der Folge ohne Weiteres für mich da als Beziehung zwischen allen Elementen $x$ und $y$, in deren Natur es liegt, falls sie gleichzeitig gegeben sind, in diese Beziehung $r$ zu treten. Wenn ich also ein Quintintervall gebildet habe, so kann ich solche Intervalle in jeder beliebigen Lage bilden.

Diese gewifs merkwürdige Thatsache läfst sich noch anders formuliren. Es sei gegeben die Beziehung $a—b$. Hier ist $a$ psychisch kein $a$ mehr, sondern Anfangsmoment eines Ganzen, nämlich des $a—b$. Damit ist ausgesprochen, dafs diesem $a$ diese Beziehung nicht blos sich zugesellt, sondern anhaftet. Nun sei ferner gegeben ein $x$. Dieses kann mit einem $y$ in dieselbe Beziehung treten wie $a$ mit $b$, d. h. es liegt in der Natur des $x$ und $y$, falls sie in derselben Weise wie $a$ und $b$ gegeben sind, in dieselbe Beziehung zu treten. Ist nun $x$ so beschaffen, dafs es mit $y$ in dieselbe Beziehung treten kann wie $a$ mit $b$, so liegt darin zweifellos eingeschlossen eine Uebereinstimmung zwischen $x$ und $a$. In welche Beziehung zwei Elemente zu einander treten können, hängt ja ab von der Beschaffenheit der Elemente selbst. Jedes psychische Element überhaupt ist aber hinsichtlich seiner psychischen Wirkung zugleich Repräsentant aller ähnlichen Elemente, soweit die Aehnlichkeit besteht. Dies heifst in unserem Falle genauer: Was irgend einem psychischen Element psychisch geschieht, jede ihm zu Theil werdende Modification oder Bestimmtheit kommt zugleich jedem ähnlichen psychischen Elemente zu Gute oder besteht für dasselbe zu Recht nach Maafsgabe der Aehnlichkeit. Dies gilt auch für $a$ und $x$. Das heifst: Indem das $a$ in der hier bezeichneten Weise zum Element einer Einheit geworden ist, ist auch das $x$ nach Maafsgabe seiner Aehnlichkeit mit $a$ zum Element einer gleichartigen psychischen Einheit geworden, d. h. liegt es vermöge der Knüpfung der Beziehung $a—b$ in der Natur des $a$, in einer bestimmten Weise zu einem anderen ($b$) fortzugehen, so besteht zugleich für das $x$ die Tendenz, sofern es mit $a$ übereinstimmt, in gleicher Weise zu einem anderen ($y$) fortzugehen. Von $x$ geht die Bewegung zu $y$, weil $y$ das naturgemäfse Ziel der psychischen Bewegung ist, wenn diese Bewegung nicht von $a$ sondern von $x$ ausgeht, zugleich aber derselben Art ist, wie die Bewegung von $a$ nach $b$. Wenn ich also das Quintenintervall $C—G$ vollzogen habe, so ist jeder beliebige Ton in gewisser Weise Anfangselement eben dieser Beziehung $C—G$. $C$ schliefst in der Folge die Tendenz des Fortgangs zu $G$ in sich. Diese Tendenz gehört, nachdem die Beziehung $C—G$ geknüpft ist, mit zum Wesen des $C$. Ist nun jeder andere Ton in gewisser Weise dieses $C$, so gehört zu jedem anderen Ton die Tendenz dieses Fortgangs von ihm zu seiner Quint. Heifst der Ton $D$, so besteht die Tendenz zu $A$ fortzugehen, obwohl nur der Fortgang von $C$ zu $G$ actuell war.

Das Gleiche gilt nun auch von der Transferirung oder Transponirung einer ganzen Melodie. Hier liegt eine complicirte psychische Bewegung von eigenartigem Charakter vor. Nachdem dieselbe einmal gegeben war, besteht eine Disposition zu ihrem Vollzug als ganzer, und als dieser eigenartigen Bewegung. Beginnt dieselbe also von irgend welchem Ausgangspunkte aus sich zu vollziehen, so besteht die Tendenz, als diese qualitativ bestimmte Bewegung sich weiter zu vollziehen. Die Bewegung sucht sich selbst die ihr entsprechenden Töne.

Die einmal vollzogene musikalische Bewegung oder die einmal hergestellte abstracte musikalische Beziehung oder Verwebung von solchen Beziehungen kann in ihrer concreten Verwirklichung nicht blos in Bezug auf die Tonlage als eine immer andere und andere sich zeigen, sondern es kann auch in Bezug auf Tonstärke, Tempo und Klangfarbe ein Wechsel eintreten, der wieder mannigfache Combinationen erfahren kann. Es erinnert mich z. B. ein Marsch, den ich eben piano im Trauermarschtempo auf dem Claviere spielen höre, an denselben Marsch, den ich ehedem im Feldschritttempo von der Militärmusik habe vortragen hören.

Die Thatsache der Uebertragbarkeit von musikalischen Beziehungen läſst sich verallgemeinern. Dieselben sind ja nur ein Beispiel der unzähligen Arten von Beziehungen, die es giebt. Ich knüpfe gleich an die musikalischen Beziehungen selbst an, indem ich noch einen kurzen Ausblick auf andere Gebiete eröffne. Das An- und Abschwellen der Stärke eines Tones involvirt wieder eine eigenartige Beziehung und erinnert durch diese etwa an das Auf- und Abwogen der Meereswelle. Ebenso können mich die Meereswellen an ein Hügelland erinnern. Wir legen dabei die Bewegung, die wir bei der Welle sehen, ohne Weiteres in die Hügellandschaft hinein und denken sie uns gleichsam mitten im Fluſs plötzlich erstarrt. Die Beziehung des wechselnden Auf und Nieder ist hierbei das abstracte Moment, das tertium comparationis, wodurch die eine in dieser Beziehung stehende Erscheinung an die andere gleichartige Erscheinung erinnert. Wenn man ferner die chemische Verwandtschaft zweier Stoffe als Liebe, ihre Abstoſsung als Haſs bezeichnet, wenn man in der Zeit der Scholastik die Philosophie die Magd der Theologie genannt hat, wenn Gregor VII. das Verhältniſs zwischen Papstthum und Königthum mit demjenigen von Sonne und Mond verglichen hat, wenn man die Wissenschaft als ein Gebäude betrachtet, wenn der Dichter in Gleichnissen und Bildern redet und die Wissenschaft Analoga benützt, um sich allgemein verständlich zu machen, wenn uns die Aussprache des Englischen den Eindruck des Nivellirenden, Abgebogenen, Bequemen macht u. s. w., so ist dies überall nur möglich auf Grund der Aehnlichkeitsassociation zwischen Beziehungen. Jede abstracte, aber dabei psychisch selbständige Beziehung, die auf Grund der Erfahrung gewonnen wurde, reproducirt nicht nur ähnliche erfahrungsgemäſse Beziehungen, sondern bildet zugleich die Basis für Neubildungen von concreten Beziehungen zwischen geeigneten Erfahrungsdaten, d. i. zwischen solchen, die fähig sind, in eine Beziehung von der bestimmten Art zu treten.

Wir befinden uns damit schon auf dem Gebiete der logischen Beziehung oder des Urtheils. Auch hier ist die Wirkung der Aehnlichkeitsassociation eine Wirkung zwischen ähnlichen Beziehungen. Es wäre übel bestellt, wenn wir in unserm Denken nicht durch diese Aehnlichkeit der Beziehungen geleitet würden. Gedankenarmuth wäre die Folge. Der Geistesreichthum, den ein Redner entfaltet oder der den wissenschaftlichen Denker von einer Thatsache zu analogen den Weg finden läſst, so daſs er schlieſslich zu einem Gesetze gelangt, basirt vor Allem auf der Aehnlichkeit von Beziehungen. Das erschlossene Gesetz ist ja eben die abstracte allgemeine Beziehung von Grund und Folge, welche uns unbewuſst von Thatsache zu Thatsache leitet und so sich uns schlieſslich bewuſst als Gesetz aufdrängt und uns bei der Aufsuchung weiterer Fälle, auf die es übertragbar ist, leitet.[1] Ja selbst in dieser psychologischen Erklärung von einem Gesetz und dessen Anwendung auf Thatsachen, die eben durch dieses Gesetz einander ähnlich sind und an einander erinnern, unterliegen wir bereits einer abstracten Beziehung, der zwischen Gattung und Art, der begrifflichen Beziehung, deren abstractes Dasein selbst wieder auf die Wirkung der Aehnlichkeitsassociation zurückzuführen ist.

Die Möglichkeit der Aehnlichkeitsbeziehungen erweitert sich schlieſslich ins Unbegrenzte, wenn wir zur Erinnerung die „Phantasie" fügen, wo Ordnung und Maaſs der Vorstellungsinhalte aufgehoben scheinen. Ein solcher Fall liegt z. B. vor in dem von Hume angeführten Phantasiebegriff „goldene Berge". Hier sind Gold und Berge räumlich vereinheitlicht, obwohl diese Vereinheitlichung erfahrungsgemäſs nie gegeben war. Ich habe diese Beziehung niemals erlebt, nur die Elemente, die hier in Beziehung gesetzt sind, bilden den Inhalt von Erlebnissen, Empfindungen. Aber ich habe zugleich erlebt die Beziehung zwischen Felsenmassen und Bergformen und diese übertrage ich nun auf andere Elemente, also hier auf Goldmassen und Bergformen. Jede räumliche Beziehung, die wir irgend einmal

[1] Lipps, Raumästhetik und geometrisch-optische Täuschungen S. 36 f.

zwischen bestimmten Elementen erlebt haben, ist zugleich der Disposition nach eben diese räumliche Beziehung zwischen beliebigen anderen Elementen, sofern es in der Natur dieser Elemente liegt, dieser räumlichen Beziehung zugänglich zu sein.

Zu dem Begriff „goldene Berge" gelangen wir auch auf dem Wege der Vergröfserung. Wir haben schon kleinere und gröfsere Goldmassen gesehen. Die Beziehung des Kleineren zum Gröfseren oder die Weise des Fortganges von jenem zu diesem übertragen wir auf die gröfsere Masse und es liegt nur an uns, die Vergröfserung so lange fortzusetzen, bis wir bei einem goldenen Berg angelangt sind. Auf diesem Wege gelangen wir schliefslich zum Begriff des unendlich Grofsen, des Unendlichen überhaupt.

So begründet denn jedes in abstracto unterscheidbare Moment irgend eines psychischen Vorgangs eine Aehnlichkeitsassociation. Das weite Gebiet der Wirkung desselben haben wir freilich nicht einmal annähernd erschöpft. Es mag jedoch genügen, auf die Wirkung dieser unendlichen Mannigfaltigkeit von Aehnlichkeiten, die nicht im Bewufstsein fundirt sind, in der Hauptsache hingewiesen zu haben insbesondere gegenüber der Meinung, dafs Aehnlichkeiten immer im Bewufstsein fundirt sein müssen, von welcher Voraussetzung z. B. auch Ehrenfels bei seiner „Gestaltqualität" ausgeht.

Soweit bisher von der Wirkung der Aehnlichkeitsassociation die Rede war, hatten wir nur ihre reproductive Leistung im Auge. Für die sonstigen Leistungen derselben — die wir kurz als apperceptive bezeichnen könnten — insbesondere für die Weise, wie die Aehnlichkeit unsere „Aufmerksamkeit" von Empfindungen zu Empfindungen oder von Wahrnehmungen zu Wahrnehmungen leitet, oder bei solchen festhält, dadurch Ganze aus ähnlichen Elementen heraushebt, uns in der Welt orientirt u. s. w. verweise ich auf Lipps, Grundthatsachen etc. VI, X und XV.

# Vita.

Karl Jul. Deffner, geb. am 16. Mai 1857 zu Harburg bei Donauwörth als Sohn des ehem. Seilermeisters und Kaufmanns Karl Fr. Deffner, jetzigen Privatiers in Augsburg, besuchte 1869—77 das St. Annagymnasium in Augsburg, dann das Lehrerseminar in Altdorf, das er 1879 absolvirte. Seither thätig im Lehrerberuf, gegenwärtig in München, holte er sich 1895 das Reifezeugnifs und hörte an der Universität philosophische, psychologische, ethische, ästhetische und logische Vorlesungen (Lipps, bezw. v. Hertling), Deutsche Geschichte (v. Heigel), Deutsche Literaturgeschichte (Muncker), Paläontologie (v. Zittel) und am Polytechnicum Allgemeine Geographie (Günther), Deutsche Geschichte und Kulturgeschichte (Stieve).

Sein rigorosum bestand er am 2. März 1898.

Druck von Lippert & Co. (G. Pätz'sche Buchdr.), Naumburg a. S.

Kolibri 360 GmbH
Ferdinand-Jühlke-Straße 7
99095 Erfurt, Deutschland
produktsicherheit@kolibri360.de